Abdulateef S Elbadawi

# Factores Epidemiológicos que Afectam os Doentes com Varizes Esofágicas no Sudão

Abdulateef S Elbadawi

# Factores Epidemiológicos que Afectam os Doentes com Varizes Esofágicas no Sudão

## e resultados da escleroterapia

ScienciaScripts

**Imprint**



Cover image: www.ingimage.com

This book is a translation from the original published under ISBN 978-3-659-86408-7.

Publisher:
Sciencia Scripts
is a trademark of
Dodo Books Indian Ocean Ltd. and OmniScriptum S.R.L publishing group

120 High Road, East Finchley, London, N2 9ED, United Kingdom
Str. Armeneasca 28/1, office 1, Chisinau MD-2012, Republic of Moldova, Europe
Managing Directors: Ieva Konstantinova, Victoria Ursu
info@omniscriptum.com

Printed at: see last page
**ISBN: 978-620-8-52416-6**

# ÍNDICE DE CONTEÚDOS

## Dedicação

Gostaria de dedicar este trabalho de investigação aos meus pais, à minha mulher, ao meu filho, aos meus professores e aos meus colegas que confiam em mim e me apoiam.

## Agradecimentos

Um agradecimento especial ao Dr. Emadeldin Aljak Suleiman pela sua supervisão, orientação técnica inspiradora, comentários valiosos, revisão e correção deste trabalho de investigação e pelos esforços por ele desenvolvidos, que contribuíram significativamente para a qualidade do estudo.

Os meus agradecimentos vão também para o pessoal do Centro Gezira de Endoscopia do Trato Gastrointestinal e Cirurgia Laparoscópica, em particular para o Dr. Moawia Elballal, pela sua orientação e direção contínuas e pelo seu acordo em realizar este estudo neste centro.

## Resumo

### Antecedentes:

As varizes esofágicas são comuns no estado de Gezira devido à elevada prevalência de Schistosomíase. A hemorragia devida a varizes esofágicas é a causa mais comum de hemorragia do trato gastrointestinal superior no Sudão. É uma complicação da esquistossomose que põe a vida em risco. (GCELS) é um centro especializado que fornece serviços de diagnóstico e curativos para pacientes com varizes esofágicas, como a escleroterapia, que foi realizada pela primeira vez em 2001.

### Objetivo:

Este estudo teve como objetivo identificar as caraterísticas sócio-demográficas dos doentes com varizes esofágicas que foram tratados no (GCELS) durante o período e comparar o estado atual dos serviços com os serviços padrão. Pretendeu-se também avaliar o resultado dos serviços prestados a doentes com varizes esofágicas hemorrágicas.

### Conceção:

Este estudo foi concebido como um estudo de coorte retrospetivo.

### Definição:

Os dados do estudo foram recolhidos no (GCELS) no Estado de Gezira, que é considerado um dos centros especializados implementados fora de Cartum-Sudão; presta serviços de diagnóstico e curativos a doentes no Estado de Gezira e noutros estados vizinhos. O centro nasceu como um bebé de uma pequena sala de endoscopia em 1986 e desenvolveu-se para se tornar um centro especializado em endoscopia do trato gastrointestinal e cirurgia laparoscópica em 1994.

### Resultados:

Os principais resultados deste estudo são: 73% dos pacientes tratados com escleroterapia eram do sexo masculino, mais de 50% deles estavam na faixa etária de 31 a 50 anos, 52% deles apresentaram heamatêmese, 48,9% deles foram classificados como varizes esofágicas de grau 3, 15,2% deles desenvolveram sangramento após as sessões de escleroterapia, apenas 8.4% deles vieram ao centro para acompanhamento, 39,8% deles eram agricultores, 77% deles tinham uma unidade de saúde nas suas áreas de residência, 63,1% dos pacientes tinham sido expostos a quimioterapia em massa para a esquistossomose, 98,1% deles estavam satisfeitos com os serviços prestados no centro. O ambiente do centro cumpriu 74,8% dos indicadores internacionais de ambiente.

## Conclusão

As conclusões deste estudo são que as caraterísticas sócio-demográficas são factores que contribuem para os doentes com varizes esofágicas hemorrágicas. O ressangramento após o tratamento com escleroterapia foi a complicação mais comum. Os serviços de saúde prestados no centro são satisfatórios, acessíveis e de boa qualidade. Verificou-se uma fraca taxa de seguimento, procura tardia de cuidados médicos e sessões de escleroterapia incompletas.

## Acrónimos e abreviaturas

| | |
|---|---|
| **GCELS** | **Gezira Center for G.I.T Endoscopy and Laparoscopic Surgery** |
| **STP** | **Sclerotherapy Treated Patients** |
| **AASLD** | **American Association for the Study of Liver Diseases** |
| **TIPS** | **Trans jugular Intrahepatic Porto systemic Shunt** |
| **IV** | **Intra Venous** |
| **HCC** | **Hepatocellular Carcinoma** |
| **EVS** | **Endoscopic Variceal Sclerotherapy** |
| **EGD** | **Esophago Gastro Duodenoscopy** |
| **STS** | **Sodium Tetradecyl Sulfate** |
| **PPF** | **Peri Portal Fibrosis** |

# CAPÍTULO 1

## 1. INTRODUÇÃO E REVISÃO DA LITERATURA:

### 1.1. Varizes do esófago:

As varizes esofágicas são veias submucosas extremamente dilatadas na parte inferior do esófago. São, na maioria das vezes, uma consequência da hipertensão portal, geralmente devida a fibrose. Os doentes com varizes esofágicas têm uma forte tendência para desenvolver hemorragias. As varizes esofágicas são diagnosticadas através de endoscopia [(1) (2)].

Cerca de 50% dos doentes com cirrose desenvolvem varizes gastro-esofágicas. As varizes gástricas estão presentes em 5-33% dos doentes com hipertensão portal. Cerca de 430% dos doentes com varizes pequenas desenvolverão varizes grandes todos os anos e, por conseguinte, estarão em risco de hemorragia. No momento do diagnóstico, cerca de 30% dos doentes cirróticos têm varizes esofágicas, atingindo 90% ao fim de cerca de 10 anos. A hemorragia das varizes esofágicas está associada a uma taxa de mortalidade de pelo menos 20% às 6 semanas, embora a hemorragia cesse espontaneamente em até 40% dos doentes [(3)].

Relativamente ao prognóstico em doentes com varizes esofágicas, aproximadamente 30% dos doentes com varizes esofágicas irão sangrar no primeiro ano após o diagnóstico. A mortalidade resultante dos episódios hemorrágicos depende da gravidade da doença hepática subjacente. A mortalidade resultante de qualquer episódio hemorrágico pode variar entre < 10% em doentes cirróticos bem compensados e > 70% nos doentes em fase cirrótica avançada. O risco de nova hemorragia é elevado, atingindo 80% no prazo de 1 ano. Os doentes com um gradiente de pressão venosa hepática > 20 mmHg nas 24 horas após a hemorragia varicosa, em comparação com os que têm uma pressão mais baixa, correm um risco mais elevado de hemorragia recorrente na primeira semana de internamento ou de falha no controlo da hemorragia (83% vs. 29%) e têm uma taxa de mortalidade mais elevada ao fim de um ano (64% vs. 20%). Aproximadamente 60% dos pacientes não tratados desenvolvem "ressangramento tardio" dentro de 1-2 anos após a hemorragia índice [(3)].

A esquistossomose é a causa mais comum de varizes no contexto dos países em desenvolvimento, no Egito ou no Sudão, por exemplo. Em números absolutos, pode ser uma causa mais comum do que a cirrose hepática. No Sudão, há aldeias em que mais de 30% da população tem varizes. A sua função hepática está bem conservada. Raramente descompensam e não desenvolvem carcinoma hepatocelular (CHC). A hemorragia das varizes é a principal causa de morte nestes doentes. Se as varizes forem erradicadas, os doentes podem sobreviver mais de 25 anos [(3)].

A maior parte do sangue do esófago é drenada através das veias esofágicas, que transportam o sangue desoxigenado do esófago para a veia ázigos, que por sua vez drena diretamente para a veia cava superior. Estas veias não têm qualquer papel no desenvolvimento das varizes esofágicas. O restante sangue do esófago é drenado para as veias superficiais que revestem a mucosa esofágica, que drenam para a veia coronária (veia gástrica esquerda), que por sua vez drena diretamente para a veia porta. Estas veias superficiais, com cerca de 1 mm de diâmetro, tornam-se distendidas até 1-2 cm de diâmetro em associação com a hipertensão portal. A pressão portal normal é de aproximadamente 9 mmHg em comparação com uma pressão da veia cava inferior de 2-6 mmHg. Isto cria um gradiente de pressão normal de 3-7 mmHg. Se a pressão portal subir acima de 12 mmHg, este gradiente será de 7-10 mmHg.[(4)]

Um gradiente superior a 5 mmHg é considerado hipertensão portal. Com gradientes superiores a 10 mmHg, o fluxo sanguíneo através do sistema porta hepático é redireccionado do fígado para áreas com pressões venosas mais baixas. Isto significa que a circulação colateral se desenvolve na parte inferior do esófago, na parede abdominal, no estômago e no reto. Os pequenos vasos sanguíneos nestas áreas ficam distendidos, tornam-se mais finos e aparecem como varizes. Além disso, estes vasos são mal suportados por outras estruturas, uma vez que não foram concebidos para pressões elevadas. Em situações em que as pressões portais aumentam, como na cirrose ou fibrose, há dilatação das veias na anastomose, originando as varizes esofágicas. A trombose da veia esplénica é uma doença rara que provoca varizes esofágicas sem aumento da pressão portal. As varizes também se podem formar noutras áreas do corpo, incluindo o estômago (varizes gástricas), o duodeno (varizes duodenais) e o reto (varizes rectais). O tratamento destes tipos de varizes pode ser diferente. Em situações de emergência, os cuidados são dirigidos para parar a perda de sangue, manter o volume plasmático, corrigir as perturbações da coagulação induzidas pela cirrose e utilizar antibióticos adequados (normalmente uma quinolona ou ceftriaxona, uma vez que a infeção por estirpes gram-negativas é concomitante ou precipitante) .[(5)]

A reanimação do volume sanguíneo deve ser efectuada imediatamente e com precaução. O objetivo deve ser a estabilidade hemodinâmica e uma hemoglobina superior a 8 gramas. A reanimação de todo o sangue perdido leva a um aumento da pressão portal, o que provoca mais hemorragias. A reanimação volumétrica também pode agravar a ascite e aumentar a pressão portal. (Diretrizes da AASLD). A endoscopia terapêutica é considerada a base do tratamento urgente. Existem duas abordagens terapêuticas principais:

1. Ligadura ou ligadura de varizes.

2. Escleroterapia ()[5]

A terlipressina e o octreotido (50mcg em bolus IV seguido de 25-50mcg/h IV durante 1 a 5 dias) também têm sido utilizados.[(6)]

Idealmente, os doentes com varizes conhecidas devem receber tratamento para reduzir o risco de hemorragia.[7] Os β-bloqueadores não selectivos foram avaliados para profilaxia secundária. Os β-bloqueadores não selectivos são preferidos porque diminuem tanto o débito cardíaco através do bloqueio β1 como o fluxo sanguíneo esplâncnico através do bloqueio dos receptores β2 vasodilatadores na vasculatura esplâncnica. Infelizmente, os β-bloqueadores não selectivos não previnem a formação de varizes esofágicas. [8]

No que diz respeito à classificação das varizes esofágicas após a endoscopia, estas podem ser classificadas de acordo com os achados endoscópicos nos seguintes graus:

3. As varizes esofágicas de grau 1 medem 1-2 mm de diâmetro, têm uma forma reta ou sigmoide e só são evidenciadas através da distensão da veia, comprimindo a parede do esófago com a ponta de um instrumento.

4. As varizes esofágicas de grau 2 são semelhantes às de grau 1, exceto que são visíveis sem necessidade de ocluir o fluxo sanguíneo no vaso.

5. As varizes esofágicas de grau 3 medem 3 a 4 mm de diâmetro, são rectas ou tortuosas e são em número reduzido à volta da circunferência do esófago ao nível onde se encontram.

6. As varizes esofágicas de grau 4 medem 4-5 mm de diâmetro, são tortuosas, muitas vezes fortemente enroladas e encontram-se em todos os quadrantes do esófago; a sua cobertura mucosa não está visivelmente diluída [9].

No que diz respeito ao tratamento das varizes esofágicas causadas pela esquistossomose, devem ser seguidos os seguintes passos:

1. Reanimar e fornecer suporte de volume intravenoso e transfusão de sangue (atenção: existe o risco de sobretransfusão).

2. Efetuar um tamponamento por balão, por exemplo, com um tubo de Sengstaken, mesmo que não existam instalações endoscópicas disponíveis para o diagnóstico de varizes.

3. Transferir o doente para o hospital distrital mais próximo com instalações de endoscopia.

4. Efetuar endoscopia e escleroterapia.

5. O agente mais barato é o oleato de etanolamina, que pode ser preparado na farmácia do hospital.

6. Propranolol (para toda a vida) e terapêutica com ferro, conforme necessário [3].

## 1.2. Escleroterapia:

A escleroterapia endoscópica de varizes (EVS) é um procedimento utilizado para tratar a hemorragia esofágica. O procedimento envolve a introdução de um endoscópio flexível no esófago para injetar agentes esclerosantes nas varizes. As varizes são veias dilatadas no esófago que sangram e têm efeitos fatais em até 50 por cento dos doentes. O agente esclerosante destrói as varizes e retarda a trombose, o que impede a hemorragia esofágica.[10]

A escleroterapia é utilizada no tratamento das varizes há mais de 150 anos. Tal como a cirurgia das varizes, as técnicas de escleroterapia evoluíram durante esse tempo. As técnicas modernas, incluindo a orientação por ultra-sons e a escleroterapia com espuma, são os últimos desenvolvimentos desta evolução. Segundo Goldman, a primeira tentativa de escleroterapia de que há notícia foi feita por D. Zollikofer, na Suíça, em 1682, que injectou um ácido numa veia para induzir a formação de trombos.[11]

Em 1853, Debout e Cassaignaic relataram o sucesso no tratamento de varizes através da injeção de perclorato de ferro. Desgranges, em 1854, curou 16 casos de varizes injectando iodo e tanino nas veias .[12]

No início do século XX, prosseguiram os trabalhos sobre esclerosantes alternativos. Durante esse período, foram experimentados o ácido carbólico e o perclorato de mercúrio, os quais, apesar de terem demonstrado algum efeito na obliteração das veias varicosas, os seus efeitos secundários levaram ao seu abandono. Sicard e outros médicos franceses desenvolveram o uso do carbonato de sódio e depois do salicilato de sódio durante e após a Primeira Guerra Mundial. A quinina foi também utilizada com algum efeito durante o início do século XX. Na altura do livro de Coppleson, em 1929, este defendia a utilização do salicilato de sódio ou do quinino como as melhores opções de esclerosante.[13]

O trabalho adicional para melhorar a técnica e o desenvolvimento de esclerosantes mais seguros e eficazes continuou durante as décadas de 1940 e 1950. De particular importância foi o desenvolvimento do tetradecilsulfato de sódio (STS) em 1946. Um produto que continua a ser amplamente utilizado até aos dias de hoje. George Fegan, na década de 1960, relatou o tratamento de mais de 13 000 doentes com escleroterapia, avançando significativamente a técnica ao centrar-se na fibrose da veia em vez da trombose, ao concentrar-se no controlo de pontos significativos de refluxo e ao enfatizar a importância da compressão da perna tratada.

O procedimento tornou-se clinicamente aceite na Europa continental durante esse período. No entanto, era pouco compreendido ou aceite em Inglaterra ou nos Estados Unidos, uma situação que se mantém até hoje entre alguns sectores da comunidade médica.[11]

O próximo grande desenvolvimento na evolução da escleroterapia foi o advento da ultrassonografia duplex na década de 1980 e a sua incorporação na prática da escleroterapia no final dessa década[14] . Knight foi um dos primeiros defensores deste novo procedimento e apresentou-o em várias conferências na Europa e nos Estados Unidos. O artigo de Thibault foi o primeiro sobre este tópico a ser publicado numa revista com revisão por pares[15] . É prática comum que o doente necessite de, pelo menos, duas sessões de tratamento separadas por várias semanas para melhorar significativamente [16].

Os esclerosantes podem ser observados a entrar na veia e podem ser efectuadas novas injecções de modo a que todas as veias anormais sejam tratadas. As ecografias de acompanhamento são utilizadas para confirmar o encerramento das veias tratadas, e quaisquer veias varicosas residuais podem ser identificadas e tratadas.

A escleroterapia com espuma é uma técnica que consiste na injeção de "medicamentos esclerosantes em espuma" no interior de um vaso sanguíneo, utilizando uma seringa. Os medicamentos esclerosantes (tetradecil sulfato de sódio ou polidocanol) são misturados com ar ou com um gás fisiológico (dióxido de carbono) numa seringa ou através de bombas mecânicas. Isto aumenta a área de superfície do medicamento. O medicamento esclerosante em espuma é mais eficaz do que o líquido para provocar a esclerose .[17]

A escleroterapia endoscópica e a ligadura de varizes são eficazes na paragem da hemorragia em até 90% dos doentes. A ligadura endoscópica de bandas é tão eficaz como a escleroterapia, mas está associada a menos efeitos secundários .[3]

## Complicações da escleroterapia:

As complicações, embora raras, incluem tromboembolismo venoso, distúrbios visuais, reação alérgica[18], tromboflebite, necrose da pele e hiperpigmentação. A maioria das complicações ocorre devido a uma reação inflamatória intensa ao agente de escleroterapia na área circundante da veia injectada. Além disso, existem complicações sistémicas que estão a ser cada vez mais conhecidas. Estas ocorrem quando o esclerosante viaja através das veias até ao coração, pulmão e cérebro. Um relatório recente atribuiu um acidente vascular cerebral ao tratamento com espuma[19] , embora este tenha envolvido a injeção de uma quantidade invulgarmente grande de espuma.[20]

As taxas de complicações da escleroterapia variam muito entre os estudos. Em 10% a 15% dos doentes tratados com escleroterapia, surgem complicações significativas. A hemorragia das úlceras esofágicas é provavelmente a complicação mais comum com risco de vida, seguida de perfuração esofágica (1 % a 5 %) e estenoses esofágicas (1 % a 7 %). Taquicardia, febre baixa e desconforto retroesternal transitório são comuns após cada sessão de tratamento. Podem surgir derrames pleurais em 50% dos doentes, mas provavelmente menos de 2% requerem uma toracocentese. Outras complicações raras registadas são a síndrome de dificuldade respiratória do adulto e a paralisia da medula espinal. Em resumo, a eficácia da escleroterapia endoscópica na hemorragia varicosa é ainda incerta. Os dados actuais sugerem que a escleroterapia pode parar a hemorragia aguda das varizes, mas não previne a ressangramento precoce nem aumenta as taxas de sobrevivência precoce. A escleroterapia a longo prazo para os doentes que sobrevivem à hemorragia varicosa inicial reduz provavelmente a taxa de ressangramento e pode melhorar a sobrevivência a longo prazo. Atualmente, a escleroterapia profilática não pode ser aprovada para aplicação clínica de rotina [(21).]

As complicações da escleroterapia foram predominantemente estenoses esofágicas, pneumonias e outras infecções. [(22).]

No Sudão, a fibrose periportal de Symmers secundária à Schisosomíase é uma causa comum de hipertensão portal em todo o mundo. Os dados sobre a prevalência de varizes gástricas e gastropatia hipertensiva portal neste grupo de doentes com hipertensão portal são relativamente escassos. O objetivo deste estudo foi determinar a prevalência de varizes gástricas e gastropatia hipertensiva portal em doentes que apresentam hipertensão portal secundária à fibrose periportal de Symmers no Sudão. Num estudo prospetivo, foi efectuada uma endoscopia gastrointestinal superior para determinar a prevalência de varizes gástricas e gastropatia hipertensiva portal em doentes com hipertensão portal secundária à fibrose periportal de Symmers. Dos 143 doentes estudados, 24 doentes (16,8%) tinham varizes gástricas (grau I em 10,5%, grau II em 6,3%) e 31 doentes (21,7%) tinham gastropatia hipertensiva portal (ligeira em 11,2%, grave em 10,5%). As varizes gástricas foram mais prevalentes nos doentes com varizes esofágicas de grau I e II e a gastropatia hipertensiva portal foi mais prevalente nos doentes com varizes esofágicas de grau III e IV, mas as diferenças não foram estatisticamente significativas. Tanto as varizes gástricas como a gastropatia hipertensiva portal parecem ter uma prevalência mais baixa em doentes com hipertensão portal secundária a fibrose periportal de Symmers, quando comparados com os dados relatados em doentes com hipertensão portal secundária a cirrose hepática e fibrose portal não cirrótica (23).

Foi realizado um estudo retrospetivo para avaliar o resultado da escleroterapia por injeção endoscópica no tratamento de varizes esofágicas hemorrágicas devidas a hipertensão portal no Sudão, no Centro Nacional de Doenças Gastrointestinais e Hepáticas do Hospital Ibn Sina. Foi estudado um total de 1070 doentes durante um período de 10 anos (1986-1996). Os critérios de inclusão foram varizes esofágicas hemorrágicas resultantes de hipertensão portal. A escleroterapia por injeção endoscópica foi realizada utilizando uma técnica padrão. O agente esclerosante utilizado foi o oleato de etanolamina a 5%. O procedimento foi realizado numa base de caso-dia. O número de pacientes foi de 904 do sexo masculino (84,5%) e 166 do sexo feminino (15,5%). A causa da hipertensão portal foi a fibrose periportal (FPP) de Schistosoma em 999 (93,3%) doentes, cirrose hepática em 59 (5,5%), FPP e cirrose mistas em 5 (0,46%), trombose da veia porta em 6 (0,64%) e fibrose hepática congénita em 1 doente. Um total de 100 (9,4%) doentes apresentaram hemorragia que ocorreu após a cirurgia. A obliteração completa das varizes exigiu uma média de 4 sessões, com uma variação de 2-6. 462

(43,2%) foram seguidos até à esclerose completa das varizes. Este estudo fornece provas de que a escleroterapia por injeção endoscópica é um componente essencial no tratamento de varizes esofágicas hemorrágicas causadas por hipertensão portal. Trata-se de uma estratégia terapêutica viável e rentável no Sudão [24].

Foi realizado um estudo caso-controlo entre 1985 e 1987 na área de Gezira-Managil, no centro do Sudão, para avaliar os principais factores de previsão de hematemeses. Oitenta e quatro pacientes que tinham sofrido pelo menos um ataque de hemorragia esofágica e tinham fibrose periportal de Schistosoma demonstrada por ultrassonografia foram comparados com 173 indivíduos sem hemorragia mas com evidência ultra-sonográfica de fibrose periportal. Uma dimensão longitudinal esplénica superior a 11 cm, uma fibrose periportal pior do que o grau I e varizes mais do que o grau I foram independentemente associadas a um risco significativo de hemorragia varicosa. A idade, o sexo, a presença de um fígado palpável e o diâmetro da veia porta não foram associados a um risco significativo de hemorragia após o ajustamento para potenciais variáveis de confusão. Os factores identificados neste estudo podem ser úteis no tratamento profilático de doentes com Schisosomiasis complicada [25].

Num estudo de campo realizado em duas aldeias de Gezira, uma zona do Sudão endémica para o Schistosoma mansoni, foi utilizada a ultrassonografia hepática para detetar indivíduos com fibrose periportal hepática de Symmers, alguns dos quais foram submetidos a esofagoscopia para detetar varizes esofágicas. A prevalência de varizes esofágicas nos indivíduos submetidos a esofagoscopia foi de 54% e 67%, respetivamente, ocorrendo principalmente em homens com cerca de 30 anos de idade. As varizes eram geralmente assintomáticas. As varizes sintomáticas (com uma história positiva de hematemeses) ocorreram em 4 por cento e 3 por cento, respetivamente, dos indivíduos com evidência ecográfica de fibrose periportal do fígado. Ao detetar varizes esofágicas numa fase assintomática, a ecografia hepática e a esofagoscopia fibrótica podem elucidar a história natural das varizes e a sua resposta à quimioterapia periódica anti-esquistossomótica [26].

Embora a Schisosomiasis afecte 200 milhões de pessoas, 20 milhões das quais têm doença avançada, pouco se sabe sobre o padrão de mortalidade em áreas de Schisosomiasis mansoni endémica. Foram realizados dois inquéritos demográficos numa aldeia da área de Gezira. Foram realizados exames clínicos, ultra-sonográficos e parasitológicos numa amostra selecionada aleatoriamente de 25% da população em 1987 e 1994. Cada chefe de família foi questionado sobre os nomes, sexo e idade dos membros da família. Em particular, perguntámos sobre a existência de morte na família, se houvesse, história de esquistossomose, inchaço abdominal e hematemeses. As possíveis causas de morte foram apuradas através da revisão dos registos médicos no dispensário da aldeia e no hospital distrital. Registaram-se 42 mortes na aldeia. Quatro homens morreram de hematémese secundária a fibrose portal. A taxa bruta de mortalidade por Schisosomiasis foi de 51/100.000 por ano. A taxa global de mortalidade por Schisosomiasis por ano foi de 1/1.000 pessoas infectadas, mas foi tão elevada como 11/100 doentes infectados com varizes hemorrágicas. Estes resultados mostraram o impacto da Schisosomiasis na saúde pública nesta região economicamente importante do Sudão [(27)].

Em Inglaterra Num estudo de 2.149 admissões de urgência devido a hematemeses ou melaena durante um período de 15 anos, a proporção entre os sexos, a distribuição etária e os principais grupos de diagnóstico não revelaram grandes alterações. Vários factores afectaram o prognóstico, tais como a idade do doente, o diagnóstico subjacente, uma tensão arterial baixa à chegada ao hospital, anemia grave à chegada ao hospital e o padrão de hemorragia após a admissão. A taxa de mortalidade manteve-se praticamente constante durante todo o período estudado, apesar das alterações nos métodos de diagnóstico e de tratamento [(28)].

Em Inglaterra, uma série consecutiva de 36 crianças com hemorragia de varizes esofágicas secundárias a hipertensão portal foi tratada com sucesso por escleroterapia endoscópica por injeção no King's College Hospital, em Londres, e acompanhada durante um período médio de 8,7 anos após a obliteração das varizes. Não se registaram mortes devido à hipertensão portal ou ao seu tratamento e a morbilidade relacionada com a escleroterapia esofágica foi mínima. A escleroterapia por injeção endoscópica, por si só, demonstrou ser segura e eficaz no controlo da hemorragia varicosa causada pela hipertensão portal em mais de 80% das crianças. Em 10 (31%) doentes, verificou-se a recorrência de hemorragias varicosas, mas metade destas foram tratadas eficazmente com uma nova escleroterapia. Na maioria das crianças, a escleroterapia injetável é o melhor tratamento para o tratamento primário das varizes esofágicas hemorrágicas, reservando a derivação portossistémica ou outros procedimentos cirúrgicos para as crianças com hemorragia de varizes gastrointestinais [(29)].

No Brasil, foi realizado um estudo observacional retrospetivo no Hospital Universitário Clementino Fraga Filho, Rio de Janeiro, RJ, Brasil, com revisão dos prontuários de todos os procedimentos de escleroterapia de varizes esofágicas realizados no período de abril de 2000 a novembro de 2005. Também foram avaliadas as caraterísticas clínicas, laboratoriais e endoscópicas dos pacientes e as relatadas na literatura. Embora a escleroterapia endoscópica de varizes esofágicas tenha sido largamente suplantada pela ligadura de bandas de varizes, continua a ser realizada por rotina em muitas instituições, especialmente nos países em desenvolvimento. O hematoma intramural do esófago tem sido descrito como uma complicação rara da escleroterapia. Os factores de risco ainda não foram completamente estabelecidos. Este estudo teve como objetivo demonstrar a incidência de hematoma esofágico intramural pós-escleroterapia no hospital e discutir os possíveis factores envolvidos. Foram realizados 1.433 procedimentos de escleroterapia de varizes esofágicas em 397 pacientes, com incidência de hematoma esofágico intramural de 4 casos (0,28%). Três dos nossos doentes desenvolveram complicações adicionais e um óbito foi consequência direta da rutura do hematoma. Foram relatados 19 casos bem descritos na literatura. O hematoma intramural do esófago ocorreu maioritariamente após a quarta sessão de escleroterapia de varizes esofágicas. Os distúrbios de coagulação estavam presentes na maioria dos casos. O hematoma intramural do esófago é uma complicação rara da escleroterapia de varizes esofágicas e a sua incidência foi semelhante à observada na literatura. O estudo sugere que essa complicação ocorre em decorrência da fragilidade da mucosa esofágica após sessões prévias de escleroterapia de varizes esofágicas. A coagulação prejudicada, embora não essencial, poderia contribuir para a formação do hematoma e sua extensão através da submucosa esofágica [(30)].

No Japão, os resultados da escleroterapia por injeção endoscópica realizada em 1000 doentes japoneses tratados consecutivamente com varizes esofágicas. Este estudo prospetivo abrangeu o período de 1982 a 1990. A hemorragia varicosa foi controlada em 215 (97,7%) dos 220 pacientes. As varizes esofágicas foram completamente erradicadas em 778 pacientes (77,8%); o número médio de sessões foi de 4,2. Em apenas 3 dos 778 doentes houve recorrência de varizes esofágicas do mesmo tamanho. Pequenos vasos venosos, dilatados, que necessitaram de escleroterapia adicional na endoscopia de seguimento a intervalos de 3 meses, apareceram em 171 (22,2%) dos 778 doentes. A taxa cumulativa de não hemorragia aos 5 anos foi de 94,5% nos doentes em que as varizes tinham sido erradicadas. As mortes causadas por hemorragia gastrointestinal alta representaram 2,6% dos casos, enquanto as taxas de insuficiência hepática e hepatoma foram de 4,6% e 47,3%, respetivamente. A taxa de sobrevivência cumulativa a 5 anos foi de 54,1% em doentes sem hepatoma concomitante; foi de 12,0% em doentes com hepatomas. A análise multivariada mostrou que o hepatoma, a classificação de Child, a indicação (aguda, electiva ou profilática) e a erradicação foram factores independentes que influenciaram significativamente o tempo de sobrevivência. Este estudo mostra claramente que o seguimento rigoroso com endoscopia e a erradicação completa levam a uma redução significativa da hemorragia por varizes esofágicas e à redução da mortalidade relacionada com esta hemorragia [(31)].

No Japão, depois de excluídos os doentes em fase terminal, um total de 718 doentes japoneses foram tratados com escleroterapia por injeção endoscópica. Foram envolvidos 350 episódios de hemorragia aguda e 368 procedimentos profilácticos em doentes com varizes de risco. A taxa de sobrevivência cumulativa a 1 ano foi significativamente mais baixa no grupo de hemorragia aguda do que no grupo profilático ($P<0,05$). A diferença na sobrevivência entre os dois grupos deveu-se principalmente ao número de mortes nos primeiros 2 meses após a escleroterapia (20,1% vs 0,8%, $P<0,0005$). A melhoria da técnica de escleroterapia reduziu significativamente o número de mortes por hemorragia (9,3% vs. 3,4%, $P<0,05$), mas não as mortes por insuficiência hepática após hemorragia varicosa. O presente estudo mostra que a prevenção preliminar da hemorragia varicosa proporciona uma eficácia hemostática favorável em doentes com varizes de risco [32].

# CAPÍTULO 2

## 2. Declaração do problema, justificação e objectivos

### 2.1. Declaração do problema:

As varizes esofágicas são uma complicação comum da hipertensão portal, que afecta geralmente pessoas em idade produtiva. Trata-se de uma doença potencialmente fatal devido à hemorragia maciça e ao colapso circulatório agudo. É comum no Estado de Gezira devido à elevada prevalência de esquistossomose. A escleroterapia endoscópica é eficaz para parar a hemorragia em até 90% dos doentes. É uma técnica que salva vidas para erradicar a hemorragia das varizes esofágicas.

### 2.2. Justificação:

- As varizes esofágicas são comuns no Estado de Gezira devido à elevada prevalência de Schisosomiasis e hipertensão portal.
- A mortalidade resultante da hemorragia das varizes esofágicas varia entre 10% e 70%·
- Se as varizes forem erradicadas, os doentes podem sobreviver mais de 25 anos
- A escleroterapia no Centro de Endoscopia do Trato Gastrointestinal e Cirurgia Laparoscópica de Gezira para pacientes com varizes esofágicas foi realizada pela primeira vez em 25.2. 2001 e não foram efectuados estudos para avaliar os seus serviços.

### 2.3. Objectivos:

#### 2.3.1. Objetivo geral:

- Estudar a epidemiologia das varizes esofágicas nos pacientes que frequentam o Centro Gezira de Endoscopia do Trato Gastrointestinal e Cirurgia Laparoscópica.

#### 2.3.2. Objectivos específicos:

1. Identificar as caraterísticas sócio-demográficas dos doentes com varizes esofágicas que foram tratados no Centro Gezira de Endoscopia do Trato Gastrointestinal e Cirurgia Laparoscópica.
2. Comparar o estado atual dos serviços com os padrões internacionais.
3. Avaliar o resultado dos serviços prestados a doentes com varizes esofágicas hemorrágicas durante.

# CAPÍTULO 3

## 3. Metodologia

### 3.1. Desenho do estudo:

Estudo de coorte retrospetivo

### 3.2. Área de estudo:

O Centro Gezira de Endoscopia G.I.T. e Cirurgia Laparoscópica no Estado de Gezira, entre julho de 2010 e dezembro de 2010, é considerado um dos centros especializados implementados fora de Cartum; presta serviços de diagnóstico e curativos a pacientes no Estado de Gezira e noutros Estados vizinhos. O Centro nasceu como um bebé de uma pequena sala de endoscopia em 1986. Como resultado do desenvolvimento do trabalho médico e das diferentes disciplinas, como as endoscopias do aparelho urinário, do aparelho gastrointestinal e a cirurgia laparoscópica, foi emitida uma decisão do Conselho de Ministros do Estado de Gezira (n.º 252, de 16 de maio de 1994) para compilar todas estas secções num centro especializado em endoscopia do aparelho gastrointestinal e cirurgia laparoscópica.

O Centro Gezira de endoscopia do trato gastrointestinal e cirurgia laparoscópica tem por objetivo

- Prestar serviços de diagnóstico e curativos em todas as doenças do trato gastrointestinal superior e inferior.
- Efetuar diferentes intervenções cirúrgicas para diferentes patologias através de laparoscopia.
- Formação de especialistas, técnicos e estudantes de medicina em endoscopia e cirurgia laparoscópica.
- Realizar seminários sobre doenças do trato gastrointestinal em colaboração com centros nacionais e internacionais.
- Realizar investigações sobre endoscopia do trato gastrointestinal e cirurgia laparoscópica e publicá-las em revistas nacionais e internacionais.

O Centro inclui duas partes:

1. Departamento de Endoscopia Gastrointestinal: Presta serviços de diagnóstico e curativos em todas as doenças do trato gastrointestinal superior e inferior, tais como:

- Diagnóstico e tratamento das varizes do esófago.
- Diagnóstico e tratamento das úlceras gástricas e duodenais.
- Diagnóstico e tratamento dos cancros do esófago e do estômago.

- Diagnóstico do cancro do cólon.
- Biópsia hepática guiada por ultra-sons.

2. Departamento de cirurgia laparoscópica: O trabalho nesta unidade começou em 1998 com um laparoscópio oferecido pelo Grande Ameer Sultan Ibn Abdelaziz. A primeira colecistectomia laparoscópica no Sudão foi efectuada com este laparoscópio sob a supervisão do Prof. Zain Elshareef e do Dr. Osman Hamour. Atualmente, a unidade está bem equipada, com três laparoscópios que prestam os seguintes serviços

- Colecistectomia laparoscópica.
- Apendicectomia.
- Reparação de hérnias.
- Laparoscopia diagnóstica para infertilidade feminina e dor abdominal.
- Ligadura de varicocele.
- Libertação de aderências cirúrgicas (Adhesolysis).

No que diz respeito ao pessoal ativo, o Centro inclui:

- (5) Médicos.
- (4) Cirurgiões.
- (11) Enfermeiros.
- (8) Contabilistas.
- (2) Estatísticos.
- (2) Psicólogos.
- (8) Trabalhos.
- (1) Engenheiro.

## 3.3. População do estudo:

Os doentes que apresentam varizes esofágicas hemorrágicas têm de ser tratados por escleroterapia no Centro Gezira de Endoscopia G.I.T. e Cirurgia Laparoscópica.

## 3.4. Tamanho da amostra:

O estudo incluiu três grupos de amostras:

- Primeiro grupo: registos de todos os pacientes atendidos no Centro durante 2001-2010 (1140).

- Doentes atendidos no Centro durante o último trimestre de 2013 (103).
- Indicadores de regulação central (107)

## 3.5. Técnica de amostragem:

Cobertura total.

## 3.6. Critérios de exclusão:

- Os doentes apresentavam outras causas de hemorragia do TGI superior, como úlcera péptica ou úlcera gástrica, doenças malignas, etc...
- Casos recentemente diagnosticados.

## 3.7. Variável de estudo:

### 3.7.1. Para a epidemiologia das varizes esofágicas :

3.7.1.1. Variáveis dependentes:

Varizes do esófago

3.7.1.2. Variáveis independentes:

Sexo, idade, residência, localidade, principais queixas, estatuto social, fonte de água, saneamento, nível de escolaridade e cobertura das unidades de saúde.

## 3.8. Para o resultado da escleroterapia:

3.8.1.1. Variáveis dependentes:

Hemorragias recorrentes, número de sessões de escleroterapia, hemorragias recorrentes, disponibilidade de pessoal com formação e disponibilidade de um ambiente normalizado, complicações pós-escleroterapia, controlo,

3.8.1.2. Variáveis independentes:

Escleroterapia

## 3.9. Instrumentos de recolha de dados :

Incluíam registos e cadastros, questionário e lista de verificação.

### 3.9.1. Registos e cadastros: para o primeiro grupo:

Os dados dos registos e fichas foram recolhidos no período de 2001 a 2010. Os dados recolhidos dos registos incluíram idade, sexo, residência, queixa, diagnóstico, graus, ocorrência de ressangramento após escleroterapia e frequência de seguimento de 1140 doentes.

3.9.2. Questionário: para o segundo grupo

Foi aplicado a (103) doentes que recorreram ao Centro no último trimestre de 2010 devido a varizes esofágicas. Incluía as quatro secções seguintes:

- A secção sócio-demográfica incluía a idade, o sexo, a residência, a profissão, etc.
- A secção de saneamento ambiental incluía a disponibilidade de latrinas, abastecimento de água, instalações de saúde, etc.
- Schisosomiasis A secção incluiu o tempo de infeção, a exposição ao tratamento.
- A secção relativa às varizes esofágicas incluía as principais queixas, a exposição à transfusão de sangue, o número de sessões de escleroterapia, as complicações ocorridas, a frequência do acompanhamento, etc.

3.9.3. Lista de controlo: para o terceiro grupo *(apêndice 1)*

Baseia-se na definição de normas internacionais para os centros de endoscopia. Inclui 107 indicadores classificados nas quatro categorias seguintes:

- (56) Indicadores de estrutura.
- (23) Indicadores de processo.
- (12) Indicadores de pessoal.
- (16) Indicadores de resultados auditáveis.

## 3.10. Gestão de dados:

- Os dados foram analisados utilizando o programa S.P.S.S versão 20.
- Foi utilizado o qui-quadrado e o valor de p. ≤ 0,05 foi considerado estatisticamente significativo

## 3,11. Limitações:

- Registos incompletos.

## 3.12. Considerações éticas:

Foi obtida autorização ética e autoridade para a realização deste estudo. Foi utilizado um formulário de informação para obter o consentimento dos participantes para serem incluídos no estudo. Este formulário foi redigido numa língua árabe simples para facilitar a compreensão. A privacidade foi assegurada aquando da entrevista. Foi garantida a confidencialidade das informações recolhidas. Foi obtida uma carta de autorização do diretor do Gezira Center for G.I.T Endoscopy and Laparoscopic Surgery.

# CAPÍTULO 4

## 4. Resultados :

Os resultados deste estudo são classificados da seguinte forma, de acordo com os instrumentos de recolha de dados:

## 5. Resultados dos registos do Centro no período de 2001-2010:

Figure (1) apresentou a classificação dos pacientes tratados com escleroterapia de acordo com o sexo em

Centro de Gezira, Sudão 2001- 2010: (n= 1140)

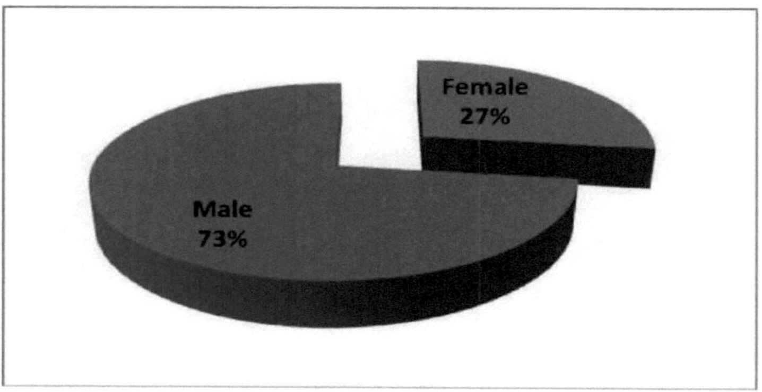


A figura acima mostra que 73% dos doentes tratados com escleroterapia eram do sexo masculino.

Figure (2) apresentou a classificação dos doentes tratados com escleroterapia de acordo com o seu grupo etário

no Centro de Gezira, Sudão 2001-2010: (n= 1140)

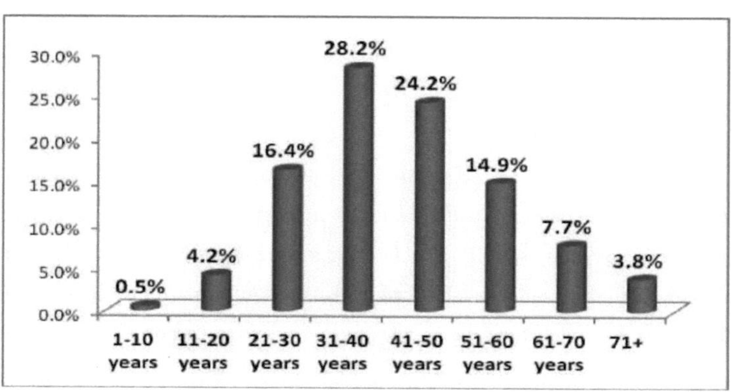

A figura acima mostra que 28,2% dos doentes tratados com escleroterapia estavam no grupo etário dos 31-40 anos, enquanto 24,2% estavam no grupo etário dos 41-50 anos.

Média = (43,29 + 14,74).

A Tabela (1) mostra a classificação dos pacientes tratados com escleroterapia de acordo com a sua residência nos Estados do Centro de Gezira, Sudão, 2001-2010: (n=1140)

| Em série | Estados | Não (percentagem) |
|---|---|---|
| 1 | Estado de Gezira | 960 (84.2%) |
| 2 | Estado de Gadarif | 18 (1.6%) |
| 3 | Estado de Sinnar | 60 (5.3%) |
| 4 | Estado do Nilo Branco | 3 (0.3%) |
| 5 | Cordofão do Norte | 2 (0.2%) |
| 6 | Kassala | 1 (0.1%) |
| 7 | Não atendido | 96 (8.4%) |
| Total | | 1140 (100%) |

A tabela acima mostra que 84,2% dos pacientes tratados com escleroterapia eram do Estado de Gezira.

Figure (3) apresentou a classificação dos doentes tratados com escleroterapia de acordo com a sua residência nas localidades estatais do Centro de Gezira, Sudão, 2001-2010: (n=1140)

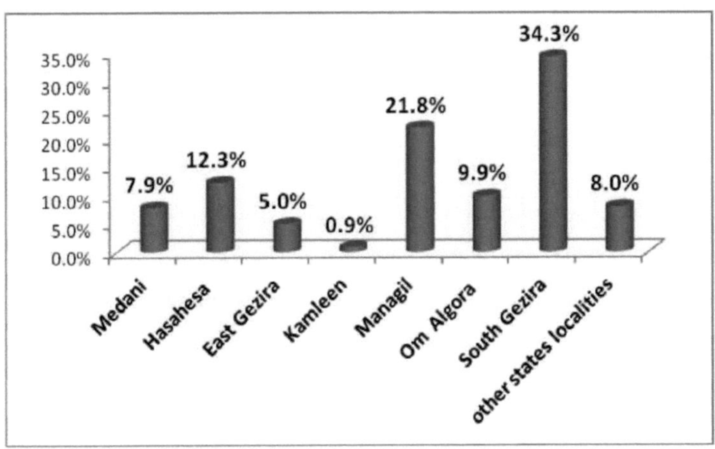

A figura acima mostra que 34,3% dos doentes tratados com escleroterapia residiam na localidade de Gezira Sul, enquanto 21,8% residiam na localidade de Managil.

Table (2) apresentou a classificação dos doentes tratados com escleroterapia de acordo com as suas apresentações clínicas no Centro de Gezira, Sudão, 2001-2010: (n=1140)

| Em série | Apresentação clínica | Não (percentagem) |
|---|---|---|
| 1 | Malena | 8 (0.7%) |
| 2 | Hematémese | 593 (52%) |
| 3 | Hematemeses + Malena | 379 (33.2%) |
| 4 | Hipertensão portal | 115 (10.1%) |
| 5 | Hipertensão portal + Malena ou Hematemese | 45 (3.9%) |
| Total | | 1140 (100%) |

A tabela acima mostra que 52% dos doentes tratados com escleroterapia apresentavam hematemeses, enquanto 33,2% apresentavam hematemeses + malena.

Table (3) apresentou a classificação dos doentes tratados com escleroterapia de acordo com os seus graus de varizes esofágicas no Centro de Gezira, Sudão, 2001-2010: (n=1140)

| Em série | Graus das varizes esofágicas | Não (percentagem) |
|---|---|---|
| 1 | Varizes esofágicas de grau 1 | 20 (1.8%) |
| 2 | Varizes esofágicas de grau 2 | 520 (45.6%) |
| 3 | Varizes esofágicas de grau 3 | 558 (48.9%) |
| 4 | Varizes esofágicas de grau 4 | 42 (3.7%) |
| Total | | 1140 (100%) |

A tabela acima mostra que 48,9% dos doentes tratados com escleroterapia foram classificados como varizes esofágicas de grau 3, enquanto 45,6% foram classificados como de grau 2.

Figure (4) apresentou a classificação dos pacientes tratados com escleroterapia de acordo com o número de sessões de escleroterapia recebidas no Centro de Gezira, Sudão, 2001-2010:

(n=1140)

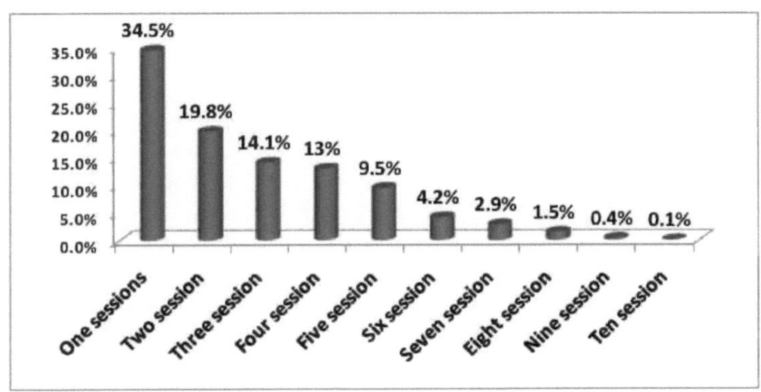


A figura acima mostra que 34,5% dos pacientes tratados com escleroterapia receberam apenas uma sessão.

Figure (5) mostrou a ocorrência de ressangramento após escleroterapia entre os doentes tratados no Centro de Gezira, Sudão, 2001-2010: (n=1140)

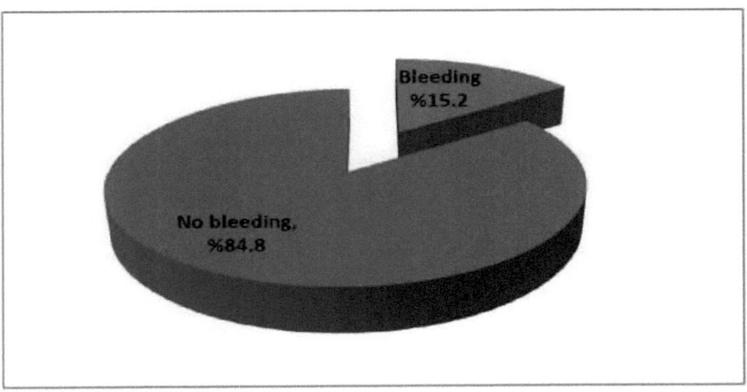


A figura acima mostra que 15% dos doentes tratados com escleroterapia desenvolveram hemorragia após as sessões de escleroterapia.

Table (4) mostrou a frequência de ressangramento que ocorre após sessões de escleroterapia em pacientes tratados com escleroterapia no Centro Gezira, Sudão, 2001-2010: (n=173)

| Em série | Frequência de hemorragias após sessões de escleroterapia | Não (percentagem) |
|---|---|---|
| 1 | Sangrar uma vez | 139 (80.3%) |
| 2 | Sangrando duas vezes | 28 (16.2%) |

| | | |
|---|---|---|
| 3 | Três hemorragias | 5 (2.9%) |
| 4 | Hemorragia Quatro vezes | 1 (0.6%) |
| Total | | 173 (100%) |

A tabela acima mostra que 80,3% dos doentes tratados com escleroterapia (que desenvolveram hemorragia após sessões de escleroterapia) se queixaram de hemorragia uma vez.

A Figura (6) mostrou a frequência de acompanhamento entre os pacientes tratados com escleroterapia no Centro de Gezira, Sudão, 2001-2010: (n=1140)

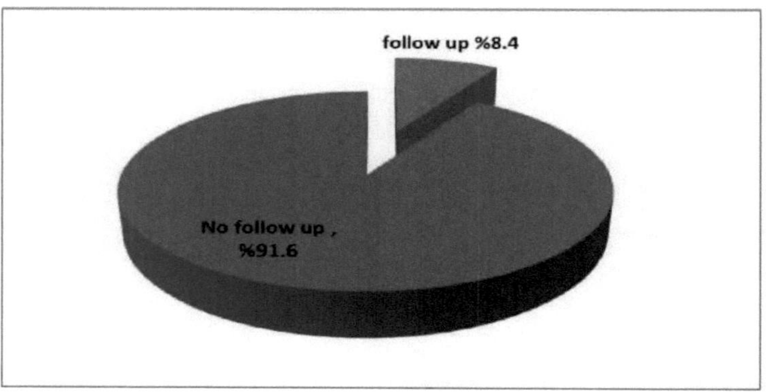


A figura acima mostra que apenas 8,4% dos doentes tratados com escleroterapia vieram ao Centro para acompanhamento.

Table (5) mostrou a frequência do controlo após as sessões de escleroterapia em doentes tratados com escleroterapia no Centro de Gezira, Sudão, 2001-2010: (n=96)

| Em série | frequência de acompanhamento após as sessões de escleroterapia | Não (percentagem) |
|---|---|---|
| 1 | Uma vez | 58 (60.4%) |
| 2 | Duas vezes | 21 (21.9%) |
| 3 | Três vezes | 12 (12.5%) |
| 4 | Quatro vezes | 3 (3.1%) |
| 5 | Cinco vezes | 2 (2.1%) |
| Total | | 96 (100%) |

A tabela acima mostra que 60,4% dos pacientes tratados com escleroterapia que vieram ao Centro para acompanhamento vieram uma vez.

Table (6) mostrou a associação entre o sexo e os graus de varizes esofágicas em pacientes tratados com escleroterapia no Centro Gezira, Sudão, 2001-2010: (n=1140)

| | Grau 1 | Grau 2 | Grau 3 | Grau 4 | Total |
|---|---|---|---|---|---|
| Feminino | 3 (15%) | 161 (31%) | 131 (23%) | 15 (36%) | 310 (27%) |
| Masculino | 17 (85%) | 359 (69%) | 427 (77%) | 27 (64%) | 830 (73%) |
| Total | 20 (100%) | 520 (100%) | 558 (100%) | 42 (100%) | 1140 (100%) |

A tabela acima mostra que o sexo masculino representa geralmente uma percentagem mais elevada do que o sexo feminino em todos os graus de varizes esofágicas. (Valor de P. = 0,014) Associação significativa entre o sexo e os graus de varizes esofágicas.

Table (7) mostrou a associação entre o sexo e a ocorrência de ressangramento em pacientes tratados com escleroterapia no Centro de Gezira, Sudão, 2001-2010: (n=1140)

| | Sem hemorragia | Hemorragia | Total |
|---|---|---|---|
| Feminino | 250 (81%) | 60 (19%) | 310 (100%) |
| Masculino | 717 (86%) | 113 (14%) | 830 (100%) |
| Total | 967 (73%) | 173 (27%) | 1140 (100%) |

A tabela acima mostra que as mulheres têm mais tendência para voltar a sangrar do que os homens. (Valor de p = 0,016) Associação significativa entre o sexo e as taxas de hemorragia após a escleroterapia.

Table (8) mostrou a associação entre os graus de varizes esofágicas e a ocorrência de ressangramento em pacientes tratados com escleroterapia no Centro Gezira, Sudão 2001-2010: (n=1140)

| | Sem hemorragia | Hemorragia | Total |
|---|---|---|---|
| Varizes esofágicas de grau 1 | 20 (2%) | 0 (0%) | 20 (2%) |
| Varizes esofágicas de grau 2 | 426 (44%) | 94 (54%) | 520 (46%) |
| Varizes esofágicas de grau 3 | 484 (50%) | 74 (43%) | 558 (49%) |
| Varizes esofágicas de grau 4 | 37 (4%) | 5 (3%) | 42 (4%) |
| Total | 967 (100%) | 173 (100%) | 1140 (100%) |

A tabela acima mostra que os doentes classificados como varizes esofágicas de grau 2 apresentaram uma taxa de hemorragia mais elevada do que os outros graus. (Valor de p = 0,03). Os doentes classificados como grau 2 tiveram uma taxa de hemorragia significativamente mais elevada.

## 4.1 Resultados do questionário aplicado aos pacientes atendidos no centro durante o último trimestre de 2010:

A Figura (7) mostra a classificação dos pacientes entrevistados de acordo com a sua ocupação no Centro Gezira, Sudão 2013: (n=103)

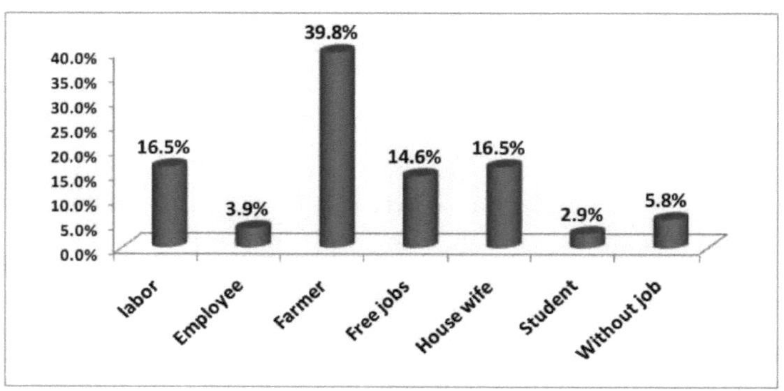


A figura acima mostra que 39,8% dos pacientes tratados com escleroterapia eram agricultores.

A Figura (8) mostra a classificação dos pacientes entrevistados de acordo com o seu nível de escolaridade no Centro Gezira, Sudão 2013: (n=103)

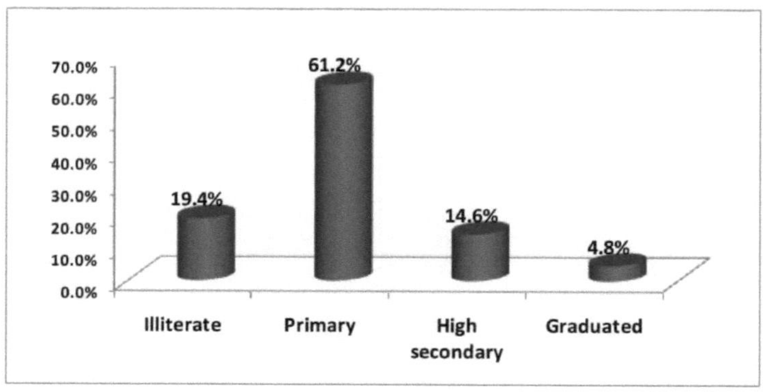


A figura acima mostra que 61,2% dos pacientes tratados com escleroterapia estavam a chegar às escolas primárias.

A Figura (9) mostra a classificação dos pacientes entrevistados de acordo com o seu estatuto de seguro de saúde no Centro de Gezira, Sudão 2013 (n=103)

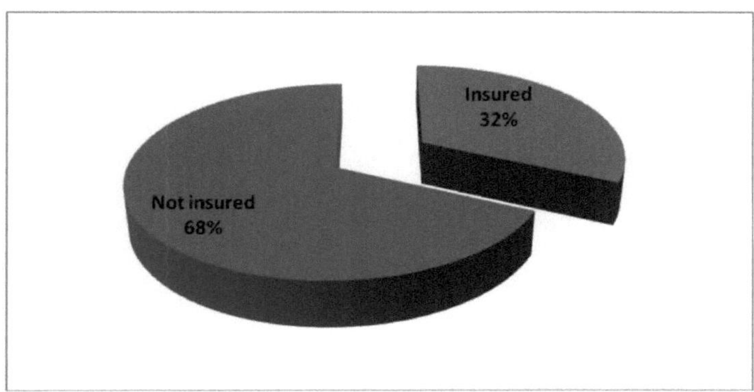


A figura acima mostra que 32% dos pacientes tratados com escleroterapia eram segurados saudáveis.

A Tabela (9) mostra a disponibilidade de latrinas nas casas dos pacientes entrevistados no Centro de Gezira, Sudão 2013: (n=103)

| Em série | Disponibilidade de latrinas | Não (percentagem) |
|---|---|---|
| 1 | Disponível | 86 (83.5%) |
| 2 | Não disponível | 17 (16.5%) |
| Total | | 103 (100%) |

A tabela acima mostra que 83,5% dos doentes tratados com escleroterapia tinham latrinas em casa.

Table (9) mostrou a fonte de água nas casas dos pacientes entrevistados no Centro de Gezira, Sudão 2013: (n=103)

| Em série | Fonte de água | Não (percentagem) |
|---|---|---|
| 1 | Torneira | 88 (85.4%) |
| 2 | Fosso | 3 (2.9%) |
| 3 | Bomba de água | 7 (6.8%) |
| 4 | Hafeer | 1 (1%) |
| 5 | Canal de irrigação | 4 (3.9%) |

| Total | 103 (100%) |
|---|---|

A tabela acima mostra que 85,4% dos doentes tratados com escleroterapia tinham água da torneira em casa.

A Figura (10) mostrou a disponibilidade de instalações de saúde na residência do paciente entrevistado no Centro de Gezira, Sudão 2013: (n=103)

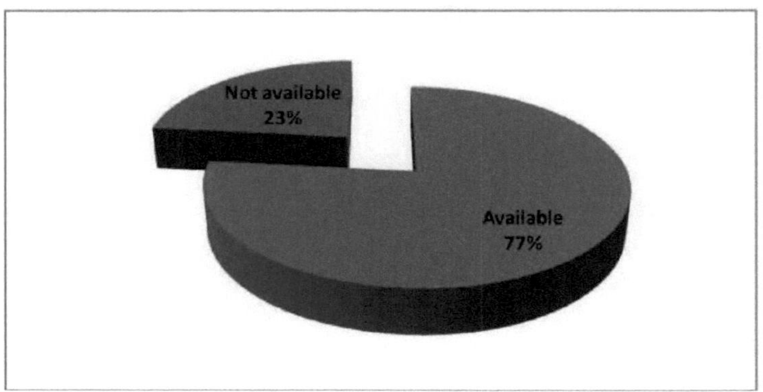


A figura acima mostra que 77% dos doentes tratados com escleroterapia dispunham de um serviço de saúde na sua área de residência.

A figura acima mostra que 77% dos doentes tratados com escleroterapia dispunham de um serviço de saúde na sua área de residência.

A tabela (11) mostra os tipos de instalações de saúde na residência do paciente entrevistado no Centro de Gezira, Sudão 2013: (n=79)

| Em série | Tipo de estabelecimento de saúde | Não (percentagem) |
|---|---|---|
| 1 | Dispensário | 39 (49.4%) |
| 2 | Estação de pensos | 2 (2.5%) |
| 3 | Centro de saúde | 29 (36.7%) |
| 4 | Hospital | 9 (11.4%) |
| Total | | 79 (100%) |

O quadro acima mostra que 49,4% dos doentes tratados com escleroterapia receberam os seus serviços de saúde num dispensário próximo, enquanto 36,7% receberam os seus serviços de saúde num centro de saúde.

A Figura (11) mostra a principal queixa de Schisosomiasis relatada pelo paciente entrevistado no Centro Gezira, Sudão 2013: (n=103)

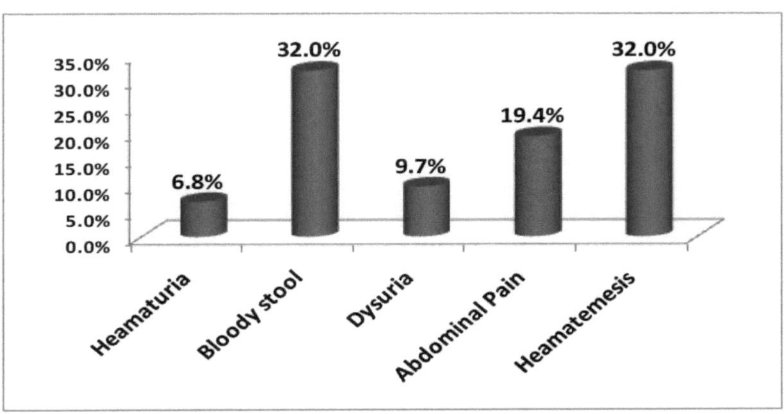


A figura acima mostra que 32% dos pacientes tratados com escleroterapia se queixam de hematémese como sintoma de esquistossomose, enquanto 32% deles se queixam de fezes com sangue.

Table (10) mostrou o estado do tratamento da esquistossomose para os pacientes entrevistados no Centro Gezira, Sudão 2013: (n=103)

| Em série | Estado do tratamento da esquistossomose | Não (percentagem) |
|---|---|---|
| 1 | Tratados | 68 (66%) |
| 2 | Não tratado | 35 (34%) |
| Total | | 103 (100%) |

A tabela acima mostra que 66% dos pacientes tratados com escleroterapia tinham sido tratados para esquistossomose.

Table (11) mostrou a aplicação da quimioterapia em massa para a esquistossomose na residência dos pacientes entrevistados no Centro de Gezira, Sudão, 2013: (n=103)

| Em série | Quimioterapia em massa para a esquistossomose | Não (percentagem) |
|---|---|---|
| 1 | Aplicado | 65 (63.1%) |
| 2 | Não se aplica | 38 (36.9%) |

| Total | 103 (100%) |
|---|---|

A tabela acima mostrou que 63,1% das residências dos pacientes tinham sido expostas à quimioterapia em massa para esquistossomose.

A figura (12) mostra a causa da afluência de doentes ao Centro Gezira, Sudão 2013

(n=103)

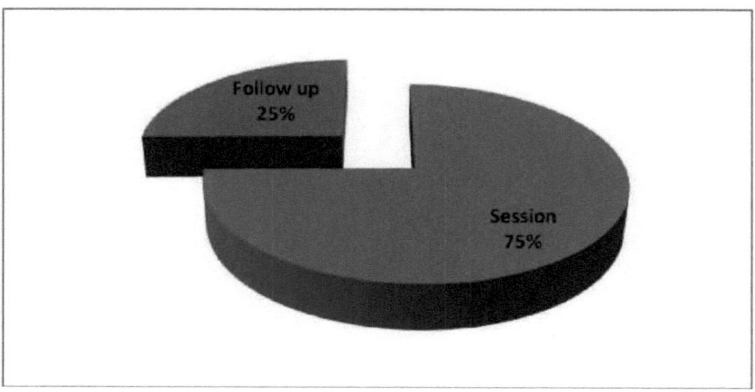


A figura acima mostra que 75% dos pacientes tratados com escleroterapia vieram ao Centro para receber uma sessão de escleroterapia.

Table (14) apresentou o estado da transfusão de sangue dos pacientes entrevistados no Centro Gezira, Sudão 2013: (n=103)

| Em série | Quimioterapia em massa para a esquistossomose | Não (percentagem) |
|---|---|---|
| 1 | Recebeu sangue | 88 (85.4%) |
| 2 | Não recebeu sangue | 15 (14.6%) |
| Total | | 103 (100%) |

O quadro acima mostra que 85,4% dos doentes tratados com escleroterapia receberam sangue.

Figure (13) mostrou a classificação dos pacientes entrevistados de acordo com as complicações da escleroterapia no Centro Gezira. Sudão 2013: (n=103)

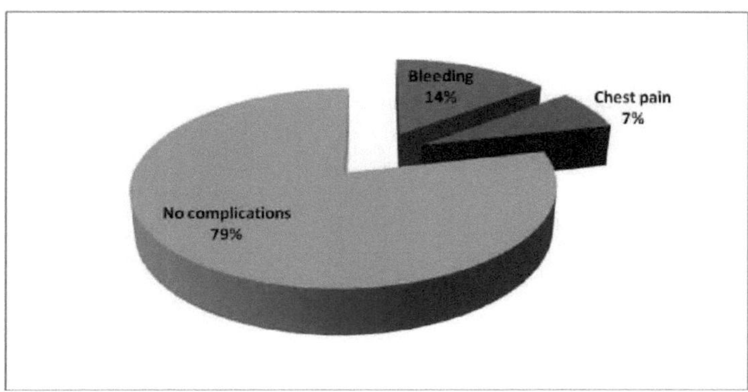


A figura acima mostra que 14% dos doentes tratados com escleroterapia se queixaram de hemorragias, enquanto 7% se queixaram de dores no peito após as sessões de escleroterapia.

A Tabela (15) mostra a classificação dos pacientes entrevistados de acordo com a sua capacidade de realizar actividades de rotina após a escleroterapia no Centro Gezira, Sudão 2013: (n=103)

| Em série | Complicações da quimioterapia | Não (percentagem) |
|---|---|---|
| 1 | Capaz de realizar actividades de rotina | 98 (95.1%) |
| 2 | Incapacidade de realizar actividades de rotina | 5 (4.9%) |
| Total | | 103 (100%) |

A tabela acima mostra que 95,1% dos doentes tratados com escleroterapia foram capazes de realizar actividades de rotina.

Figure (14) mostrou a avaliação do paciente sobre o custo dos serviços no Centro Gezira, Sudão 2013:

(n=103)

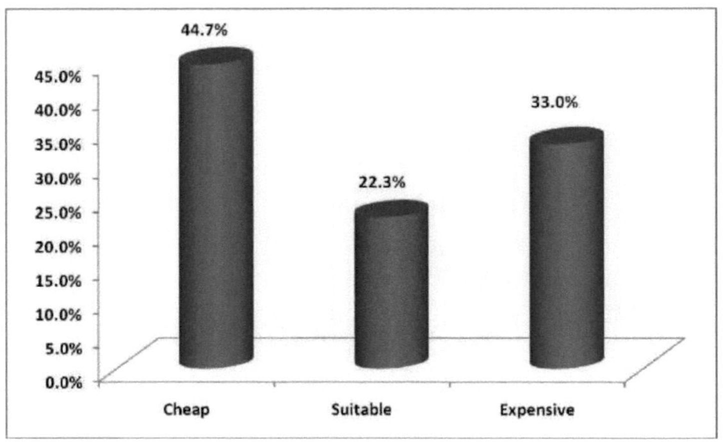


A figura acima mostra que 44,7% dos pacientes tratados com escleroterapia avaliaram o custo dos serviços do Centro como barato, enquanto 33% deles o avaliaram como caro.

## 4.2. Resultados da lista de controlo para a criação de centros (2013):

O quadro (16) apresenta os indicadores cumpridos para a criação do Centro de Gezira, Sudão 2013: (n=107)

| Lista de controlo Indicadores | Número total de indicadores | Indicadores cumpridos | Percentagem |
|---|---|---|---|
| Estrutura | 56 | 43 | 76.8% |
| Processo | 23 | 15 | 65.2% |
| Pessoal | 12 | 12 | 100% |
| Resultados auditáveis | 16 | 10 | 62.5% |
| Total | 107 | 80 | 74.8% |

***Indicador** *apresentado em anexo (2)*

# CAPÍTULO 5

## 5. Discussão :

Este estudo foi um estudo de coorte retrospetivo realizado no Centro Gezira de endoscopia do trato gastrointestinal e cirurgia laparoscópica relativamente à epidemiologia das varizes esofágicas e ao resultado da escleroterapia no Centro Gezira de endoscopia do trato gastrointestinal e cirurgia laparoscópica do Estado de Gezira 2001 - 2010

No período de 2001 a 2010, o Centro recebeu 1140 doentes com varizes esofágicas para serem tratados por escleroterapia.

Relativamente ao sexo dos doentes tratados com escleroterapia, 73% eram do sexo masculino, o que pode dever-se ao facto de trabalharem em esquemas agrícolas como agricultores, pelo que estavam mais expostos à água do que as mulheres (Figura 1). Este resultado é semelhante ao de muitos estudos efectuados neste grupo no Sudão[(24) (25) (26)] e no Japão [(31)].

Os grupos etários dos doentes tratados com escleroterapia eram variados, mas o mais elevado era o grupo etário dos 31-40 anos, seguido do grupo etário dos 41-50 anos (média = 43,3+ 14,7). Mais de metade dos doentes tinham idades compreendidas entre os 31 e os 50 anos, o que pode dever-se a duas razões. A primeira é o facto de estes grupos etários representarem a idade produtiva e de a maioria dos agricultores se encontrar neste grupo. A segunda é que as varizes esofágicas precisam de muito tempo para ocorrer após a infeção inicial da esquistossomose, que ocorre frequentemente na idade das crianças em idade escolar (Figura 2). Estes resultados foram compatíveis com outro estudo efectuado no Sudão. [(26)].

A maioria dos doentes era do Estado de Gezira, o que pode dever-se à elevada prevalência de esquistossomose no Estado de Gezira e ao facto de o Centro ser demasiado acessível para os cidadãos de Gezira (Quadro 1). Estes doentes não estavam igualmente distribuídos pelas localidades, cerca de um terço provinha da localidade de Gezira Sul e um pouco mais de um quinto da localidade de Managil. Isto reflecte a elevada prevalência e morbilidade da esquistossomose nestas localidades. Isto pode dar-nos uma ideia das intervenções efectuadas no passado para a prevenção da esquistossomose, tendo em conta que estas localidades incluem onze zonas agrícolas das dezoito existentes em Gezira e Managil (Figura 3)[(26)]. Também os doentes de Gezira Norte podem dirigir-se ao centro especializado mais próximo, como Ibn Sina, no Estado de Cartum.

A apresentação clínica dos doentes com varizes esofágicas variava de um para outro, mas mais de metade apresentava hematémese como queixa única, enquanto cerca de um quinto apresentava hematémese e malena (Quadro 2). Este facto pode ser justificado pelo facto de o vómito de sangue ser um sintoma de perigo e mais percetível do que os outros sintomas, desenvolvendo normalmente medo e um desconforto extremo nos doentes, pelo que se tornou uma forte indicação para procurar cuidados médicos imediatos.

Após a realização da endoscopia esofagogástrica, as varizes esofágicas foram classificadas em graus de acordo com a situação das veias hemorrágicas. A maioria dos doentes tratados com escleroterapia encontrava-se no grau 3, seguido do grau 2 (Tabela 3); estas percentagens foram consideradas elevadas quando comparadas com outro estudo realizado no Sudão(23) , que mostra que o grau I foi encontrado em 10,5% dos doentes, enquanto o grau II foi encontrado em 6,3%. Estes resultados significam que os doentes tratados com escleroterapia procuram cuidados médicos tardiamente. Por outras palavras, se os doentes viessem mais cedo, estariam no grau 1 ou 2, no máximo. A vinda tardia dos doentes pode ser causada por dificuldades no sistema de referenciação ou pelo facto de os doentes não conhecerem a sua infeção inicial por esquistossomose e as suas complicações.

Relativamente ao número total de sessões de escleroterapia recebidas, cerca de um terço dos doentes recebeu apenas uma sessão, enquanto cerca de um quinto deles (Figura 4) recebeu duas sessões. O número mínimo de sessões de escleroterapia necessárias para a erradicação das varizes esofágicas é de duas sessões, mesmo no grau 1, que representa apenas 1,8% dos doentes tratados com escleroterapia no Centro nos últimos 10 anos (Tabela 3)(16) . Por outras palavras, mais de um terço dos doentes não completou as suas sessões de tratamento, o que pode dever-se à ausência de aconselhamento adequado, educação ativa para a saúde, acompanhamento regular e custos inacessíveis dos serviços. Os factos acima referidos constituíram uma forte razão para que um em cada sete doentes tratados com escleroterapia viesse novamente ao Centro devido a ressangramento das varizes esofágicas (Figura 5), apesar de a maioria deles se ter queixado de ressangramento uma única vez (Tabela 4). Receberam, em média, 3,68 sessões de escleroterapia; este resultado é semelhante ao de estudos efectuados no Sudão(24) e no Japão(31) , que mostram que o número médio de sessões foi de 4 e 4,2, respetivamente.

Apesar de o Centro estar a prestar serviços de acompanhamento aos doentes de escleroterapia, apenas 8,4% deles se deslocavam ao Centro à procura de serviços de acompanhamento (Figura 6). Este facto reflecte o fraco conhecimento dos doentes sobre a importância e os benefícios do acompanhamento após as sessões de escleroterapia e coloca um ónus sobre o Centro no sentido de lhes proporcionar uma educação para a saúde e serviços de aconselhamento convincentes, tendo em conta que o acompanhamento rigoroso com endoscopia e a erradicação completa conduzem a uma redução significativa da hemorragia provocada pelas varizes esofágicas e à redução da mortalidade relacionada com esta hemorragia.

A associação entre o sexo e o grau das varizes esofágicas nos doentes tratados com escleroterapia foi significativamente comprovada (valor de P=0,014), sendo que o sexo masculino representou geralmente maior percentagem do que o feminino em todos os graus de varizes esofágicas (Tabela 6), o que pode ser justificado pelo facto de os homens estarem mais expostos à infeção pelo Schistosoma e às varizes esofágicas do que as mulheres.

Também foi comprovada uma associação significativa (valor de P = 0,016) entre o sexo e as taxas de ressangramento, sendo que as fêmeas apresentaram maior tendência ao ressangramento do que os machos (Tabela 7), o que pode ser justificado pelas diferenças biológicas e fisiológicas entre machos e fêmeas, mas que, na minha opinião, precisa ser mais bem investigado por pesquisas específicas.

Foi comprovada associação significativa (valor de P = 0,03) entre os graus das varizes esofágicas e a ocorrência de sangramento nos pacientes tratados com escleroterapia (Tabela 8), sendo que os pacientes classificados como varizes esofágicas grau 2 apresentaram maior taxa de sangramento que os demais graus.

Em 2013, foram entrevistados 103 doentes que recorreram ao Centro por causa de varizes esofágicas. A sua profissão era diferente. A maioria deles era agricultor (Figura 7), o que pode ser justificado pelo facto de os agricultores estarem mais expostos à infeção por Schistosoma e às varizes esofágicas devido ao seu contacto contínuo com a água no esquema agrícola.

Os doentes entrevistados tinham um nível de escolaridade variado. A maioria tinha apenas o ensino primário e cerca de um quinto era analfabeto (Figura 8), facto que dificultou o processo de educação para a saúde e de comunicação e exigiu um maior esforço.

Pouco menos de um terço dos doentes entrevistados estavam cobertos por um seguro de saúde (Figura 9), o que levou a um aumento da utilização dos serviços, uma vez que a escleroterapia e os serviços médicos relacionados eram fornecidos gratuitamente aos doentes cobertos por um seguro.

As casas onde viviam os doentes entrevistados encontravam-se em boas condições de saneamento, com latrinas (Quadro 9) e água canalizada (Quadro 10). A situação atual pode refletir o esforço do programa de controlo da Schisosomiasis no saneamento ambiental e no fornecimento de água potável aos cidadãos do Estado de Gezira. Além disso, encontrámos instalações de saúde acessíveis na maioria das residências dos pacientes entrevistados (Figura 10). Estes factos reflectem uma cobertura relativamente boa das instalações de saúde nas áreas mais afectadas e ajudam o programa de controlo da esquistossomose e outras partes interessadas a implementar as próximas intervenções contra a esquistossomose e as suas complicações no Estado de Gezira.

A infeção inicial pelo Schistosoma foi descoberta por hematemeses em cerca de um terço dos doentes entrevistados e por fezes com sangue noutro terço (Figura 11). A hematémese não é considerada um sintoma da esquistossomose em si, mas é um sintoma avançado da sua complicação; isto significa que um terço dos doentes com esquistossomose só foi descoberto quando atingiu a fase avançada da sua complicação. Este facto deve ser considerado como uma forte justificação para que as autoridades de saúde adoptem programas de rastreio activos nestas áreas, a fim de detetar estes doentes mais cedo, antes de chegarem à fase de varizes esofágicas hemorrágicas, tendo em conta que mais de um terço deles não recebeu qualquer tratamento para a esquistossomose (quadro 12) nem foi exposto anteriormente a quimioterapia em massa contra a esquistossomose (quadro 13).

A transfusão de sangue foi essencial na maioria dos doentes tratados com escleroterapia antes das sessões. A maioria recebeu em média 2,8 frascos de sangue (1-26 frascos de sangue) antes da primeira sessão de escleroterapia e entre sessões (Tabela 14). Isto reflecte os bons serviços de reanimação que lhes foram prestados, embora tenham recebido esses serviços fora do Centro. Para além disso, as transfusões de sangue recorrentes aumentam a possibilidade de terem complicações diferentes da transfusão de sangue.

Em relação ao resultado da escleroterapia realizada nos pacientes entrevistados, a maioria deles não relatou nenhuma complicação, enquanto um em cada sete deles se queixou de ressangramento e um em cada quinze deles se queixou de dor torácica retroesternal (Figura 13). Esses resultados são compatíveis com a literatura, que mostra que complicações significativas podem ocorrer em 10% a 15% dos pacientes tratados com escleroterapia(21) . Estes resultados são também comparados com outro estudo efectuado na Grã-Bretanha(29) que mostra que a hemorragia varicosa recorrente se desenvolveu em 31% dos doentes tratados com escleroterapia. Apenas 4,9% dos doentes entrevistados não foram capazes de realizar actividades de rotina após as sessões de escleroterapia, apesar de serem relativamente jovens (Tabela 15). Um pouco menos de metade dos doentes entrevistados descreve o custo dos serviços prestados como barato, enquanto cerca de um quinto descreve o seu custo como adequado e um terço como caro (Figura 14). Estes factos reflectem a acessibilidade dos serviços de saúde prestados no Centro Gezira para endoscopia do TGI e cirurgia laparoscópica a doentes com varizes esofágicas.

A avaliação dos serviços prestados no Centro Gezira para endoscopia do TGI e cirurgia laparoscópica a doentes com varizes esofágicas depende principalmente da medida em que os serviços de saúde prestados são idênticos às diretrizes e normas internacionais. Todos os indicadores-padrão do pessoal foram cumpridos no Centro (como a disponibilidade de endoscopistas, enfermeiros bem formados e acesso a pareceres cirúrgicos), enquanto 76,8% dos indicadores-padrão da estrutura (como a disponibilidade de salas de endoscopia, salas de preparação, local de limpeza e desinfeção, imagiologia digital e oximetria de pulso) foram cumpridos. 62,5% dos indicadores de normas de processo (como protocolos e diretrizes acordados, gráficos de monitorização e acesso ao banco de sangue) foram cumpridos. 62,5% dos indicadores de resultados auditáveis (como dados de mortalidade a 30 dias, registos de hemorragias e duração da admissão) foram cumpridos (Quadro 16).

Os serviços do Centro estão em conformidade com as normas internacionais em 74,8% do total de indicadores. Esta percentagem é boa, mas precisa de ser continuamente melhorada para atingir o máximo de qualidade e excelência.

# CAPÍTULO 6

## 6: Conclusões e recomendações

### 6.1. Conclusão:

- As caraterísticas sócio-demográficas foram factores que contribuíram para os doentes com varizes esofágicas hemorrágicas.
- O ressangramento após o tratamento com escleroterapia foi a complicação mais comum.
- Verificou-se uma fraca taxa de seguimento, a procura tardia de cuidados médicos e a incompletude das sessões de escleroterapia.
- Os serviços de saúde prestados no Centro eram satisfatórios, acessíveis e de boa qualidade.

### 6.2. Recomendações:

- Devem ser desenvolvidos mais esforços de intervenção no estado de Gezira para a prevenção e o controlo da esquistossomose.
- Devem ser realizados programas activos de rastreio ecográfico em áreas mais afectadas para promover a deteção precoce, uma vez que a maioria dos doentes chegou numa fase tardia.
- Recomenda-se vivamente uma educação para a saúde convincente e serviços de aconselhamento adequados aos doentes tratados com escleroterapia para resolver o problema do acompanhamento deficiente e das sessões de escleroterapia incompletas.
- Devem ser efectuados estudos analíticos para comprovar a correlação entre o sexo e as taxas de reprodução.
- Reforço do sistema de registo e de registo no Centro (foram detectados registos incompletos).
- Deve ser adoptada uma política de auditoria regular no Centro para melhorar a qualidade dos serviços, especialmente no que se refere à estrutura e aos processos.

## Referências

1. Boros DL (julho de 1989). "Imunopatologia da infeção por Schistosoma mansoni". Clinical Microbiology Reviews 2 (3): 250-69. PMID 2504481. PMC 358119.

http://cmr.asm.org/cgi/pmidlookup?view=long&pmid=2504481.

2. Biecker E, Schepke M, Sauerbruch T (2005). "O papel da endoscopia na hipertensão portal". Dig Dis 23 (1): 11-7. doi:10.1159/000084721. PMID 15920321.

3. Orientações práticas da organização mundial de gastroenterologia sobre varizes esofágicas 2008 www.ngc.org.

4. Arguedas M (2003). "O paciente hepático criticamente doente: o sangrador de varizes". Semin Gastrointest Dis 14 (1): 34-8. PMID 12610853.

5. De Lédinghen V, Beau P, Mannant PR, et al. (1997). "Alimentação precoce ou nutrição entérica em doentes com cirrose após hemorragia de varizes esofágicas? Um estudo aleatório controlado". Dig. Dis. Sci. 42 (3): 536-41. doi:10.1023/A:1018838808396. PMID 9073135.

6. Abid S, Jafri W, Hamid S, et al. (março de 2009). "Terlipressina vs. octreotida em varizes esofágicas hemorrágicas como terapia adjuvante com ligadura endoscópica de banda: um ensaio randomizado duplo-cego controlado por placebo". Am. J. Gastroenterol. 104 (3): 617-23. doi:10.1038/ajg.2008.147. PMID 19223890.

7. Lebrec D, Poynard T, Hillon P, Benhamou J-P (1981). "Propranolol para prevenção de hemorragia gastrointestinal recorrente em pacientes com cirrose: um estudo controlado". N Engl J Med 305 (23): 1371-1374. doi:10.1056/NEJM198112033052302. PMID 7029276.

8. Talwalkar JA, Kamath PS (2004). "Uma abordagem de medicina baseada em evidências para a terapia com beta-bloqueadores em pacientes com cirrose". Am J Med 116 (11): 759-766. doi:10.1016/j.amjmed.2004.03.006. PMID 15144913.

9. Journal of Gastroenterology Volume 7, Número 2, 103-105, DOI: 10.1007/BF02780204

10. William R. Finkelmeier, Sclerotherapy, Cap. 12, ACS Surgery: Principles & Practice, 2004, WebMD (livro de capa dura)

11. Goldman M, Sclerotherapy Treatment of varicose and telangiectatic leg vein, Hardcover Text, 2nd Ed, 1995

12. Sharmi S, Cheatle T. Fegan's Compression Sclerotherapy of Varicose Veins, Hardcover Text, 2003.

13. Coppleson VM, The Treatment of Varicose Veins by Injection, texto de capa dura, 2ª Ed 1929.

14. Knight R.M, Vin F, Zygmut J.A, Ultrasonic guidance of injection into the superficial venous system. Phlebologie '89 Davy A, Stemmer R (eds), 1989. John Libbey Eurotext Ltd pp. 339-341.

15. Thibault P.K., Lewis W.A., varizes recorrentes, Parte 2: Injeção de veias perfurantes incompetentes utilizando a orientação por ultra-sons. J. Dermatol. Surg. Onc. 1992; 18: 895-900

16. Paul Thibault, Sclerotherapy and Ultrasound-Guided Sclerotherapy, The Vein Book / editor, John J. Bergan, 2007

17. Yamaki T, Nozaki M, Iwasaka S (2004). "Estudo comparativo da escleroterapia de espuma guiada por duplex e da escleroterapia líquida guiada por duplex para o tratamento da insuficiência venosa superficial". Dermatol Surg 30 (5): 718-22; discussão 722.doi:10.1111/j.1524-4725.2004.30202.x.PMID 15099313.http://www.blackwell-synergy.com/openurl?genre=article&sid=nlm:pubmed&issn=1076-0512&date=2004&volume=30&issue=5&spage=718.

18. Campbell B (2006). "Varizes e sua gestão". BMJ 333 (7562): 287-92. doi:10.1136/bmj.333.7562.287. PMID 16888305. PMC 1526945. http://bmj.com/cgi/pmidlookup?view=long&pmid=16888305.

19. Escleroterapia guiada por ultrassom http://youtube.com/watch?v=Lkl6btffR0A

20. Alessandro Frullini MD, FACP, Attilio Cavezzi MD (2002) Espuma Esclerosante no Tratamento de Varizes e Telangiectasias: História e Análise de Segurança e Complicações. Cirurgia Dermatológica 28 (1), 11-15

21. Comité de Saúde e Políticas Públicas, Colégio Americano de Médicos: Escleroterapia endoscópica para varizes esofágicas.

22. Stiegmann GV, Goff JS, Michaletz-Onody PA, Korula J, Lieberman D, Saeed ZA, Reveille RM, Sun JH, Lowenstein SR. Departamento de Cirurgia, Universidade do Colorado, Denver PMID: 1579136 [PubMed - indexado para MEDLINE.

23. Mudawi H, Ali Y, El Tahir M. Department of Internal Medicine, Faculty of Medicine University of Khartoum, Khartoum, Sudan. Ann Saudi Med. 2008 Jan-Fev;28(1):42-4 PMID: 18299649

24. Gasim B, Fedail SS, Musaad AM, Salih SM, Ibn-Ouf M. Centro Nacional de Doenças Gastrointestinais e Hepáticas, Hospital Ibn Sina Faculdade de Medicina, Universidade de Cartum, Cartum, Sudão. Trop Gastroenterol. 2002 Apr-Jun;23(2):107-9. PMID: 12632985.

25. Eltoum IA, Taha TE, Saad AM, Suliman SM, Bennett JL, Nash TE, Homeida

MM.Departamento de Patologia, Faculdade de Medicina, Universidade de Cartum, Sudão. Br J Surg. 1994 Jul;81(7):996-9. PMID: 7922096

26. Saad AM, Homeida M, Eltom I, Nash T, Bennett JL, Hassan MA. Departamento de Cirurgia, Faculdade de Medicina, Universidade de Cartum, Sudão. Br J Surg. 1991 Oct;78(10):1252-3. PMID: 1958998.

27 Journal of Gastroenterology Volume 31, Número 3, 387-393, DOI: 10.1007/BF02355029

28 Schiller KF, Truelove SC, Williams DG. PMID: 5440587 [PubMed - indexado para MEDLINE] PMCID: PMC1699731.

29 GUT international Journal of Gastroenterology and hepatology 1994 fevereiro; 35(2): 257259. PMCID: PMC1374504.

30 Lukashok HP, Robles-Medranda C, Santana Mde A, Costa MH, Borges Ade A, Zaltmani C. Divisão de Gastroenterologia, Hospital Universitário Clementino Fraga Filho, Universidade Federal do Rio de Janeiro, Rio de Janeiro, Brasil. hannah.pitanga@terra.com.br 2009 Oct-Dec;46(4):279-83. PMID: 20232006 [Pub Med - indexado para MEDLINE].

31 . (HEPATOLOGIA 1992;15:69-75).

32 Sociedade Americana de Medicina Tropical e Higiene 60(2), 1999, 307-310

**O Apêndice (1) apresenta a lista de controlo normalizada para a configuração da endoscopia.**

| NÃO | **Estrutura** | **Disponível** | **Não disponível** |
|---|---|---|---|
| 1 | Salas de endoscopia | | |
| 2 | Sala de espera | | |
| 3 | Sala de receção | | |
| 4 | Sala de preparação | | |
| 5 | Sala de recuperação | | |
| 6 | Gabinete de gestão | | |
| 7 | Área de notificação | | |
| 8 | Lavatório de equipamento sujo | | |
| 9 | Espaço para refrescar o pessoal | | |
| 10 | Serviço de Estatística e Registo | | |
| 11 | Armazenamento de medicamentos | | |
| 12 | Sala de enfermagem | | |
| 13 | Limpeza e desinfeção do local | | |
| 14 | Oxigénio canalizado | | |
| 15 | Dispositivo de aspiração | | |
| 16 | Número adequado de endoscópios | | |
| 17 | Sistema de relatórios de endoscopia I.T. | | |
| 18 | Captura de imagens | | |
| 19 | Serviços de radiologia de apoio | | |
| 20 | Serviços de patologia de apoio | | |
| 21 | Acessórios endoscópicos adequados | | |
| 22 | Pulverização de corantes | | |
| 23 | Equipamento sub mucoso | | |

| 24 | 2 métodos para dilatar a estenose esofágica | | |
|---|---|---|---|
| 25 | Dispositivo hemostático térmico | | |
| 26 | Endoclips | | |
| 27 | Equipamentos de cintagem | | |
| 28 | Equipamentos de escleroterapia por injeção | | |
| 29 | Tubos de aço inoxidável | | |
| 30 | Instalação de armazenamento de imagens | | |
| 31 | Imagem digital | | |
| 32 | impressão em papel | | |

| NÃO | **Estrutura** | **Disponível** | **Não disponível** |
|---|---|---|---|
| 34 | Sistema de comunicação | | |
| 35 | Ecrã do monitor | | |
| 36 | Estetoscópio | | |
| 37 | Agulha e seringa | | |
| 38 | Braçadeira de tensão arterial (PA) | | |
| 39 | Termómetro | | |
| 40 | Monitorização cardíaca eletrónica | | |
| 41 | Desfibrilhador | | |
| 42 | Luvas | | |
| 43 | Óculos de proteção | | |
| 44 | Eliminação de objectos cortantes (caixa de segurança) | | |
| 45 | Eliminação de resíduos biológicos | | |
| 46 | Vestidos | | |

| | | | |
|---|---|---|---|
| 47 | Profilaxia pós-exposição ao VIH e à hepatite | | |
| 48 | Pinças nasais, máscara facial, tubagem associada | | |
| 49 | Ventilador mecânico | | |
| 50 | Equipamento de esterilização | | |
| 51 | Temperatura adequada | | |
| 52 | Boa ventilação | | |
| 53 | Ferramentas de segurança gerais | | |
| 54 | Carrinho de transporte de doentes | | |
| 55 | Apoio financeiro regular | | |
| 56 | Oximetria de pulso | | |

| NÃO | **Processo** | **Disponível** | **Não disponível** |
|---|---|---|---|
| 1 | Política de antibióticos acordada | | |
| 2 | Política anticoagulante acordada | | |
| 3 | Política acordada em relação aos diabéticos | | |
| 4 | Política de sedação acordada | | |
| 5 | Manual de endoscopia atualizado | | |
| 6 | Relato de casos | | |
| 7 | Protocolos e diretrizes acordados | | |
| 8 | Cumprimento de protocolos e diretrizes | | |
| 9 | Consentimento do doente | | |
| 10 | Registo diário | | |
| 11 | Relatórios mensais e anuais | | |
| 12 | Gráficos de controlo | | |

| | | | |
|---|---|---|---|
| 13 | Serviços de aconselhamento | | |
| 14 | Actividades de formação | | |
| 15 | Biblioteca de imagens ou vídeos | | |
| 16 | Reuniões regulares | | |
| 17 | Sistema de manutenção regular | | |
| 18 | Esterilização e desinfeção | | |
| 19 | Tutorial | | |
| 20 | Reuniões clínicas | | |
| 21 | Supervisão dos seniores | | |
| 22 | Acesso aos bancos de sangue | | |
| 23 | Acesso de ambulâncias | | |

| NÃO | **Pessoal** | **Disponível** | **Não disponível** |
|---|---|---|---|
| 1 | Endoscopistas (gastroenterologistas) | | |
| 2 | Enfermeiros bem formados | | |
| 3 | Assistentes bem formados | | |
| 4 | Oficiais médicos | | |
| 5 | Escrivães e oficiais da casa | | |
| 6 | Carregadores e raspadores | | |
| 7 | Acesso ao parecer cirúrgico | | |
| 8 | Conselheiro | | |
| 9 | Estatístico | | |
| 10 | Cursos de formação | | |
| 11 | Técnicos | | |
| 12 | Diretor médico | | |

| NÃO | Resultados auditáveis | | |
|---|---|---|---|
| 1 | Registos do número total de procedimentos realizados | | |
| 2 | Registos de admissões e operações não planeadas | | |
| 3 | Dados de mortalidade a 30 dias | | |
| 4 | (Necessidade de ventilação) registos | | |
| 5 | Registos de perfuração | | |
| 6 | Registos de hemorragias | | |
| 7 | Queda sustentada da saturação de $O_2$ com menos de 90% de registos | | |
| 8 | Registos de intubação errados | | |
| 9 | Taxa de homeostase primária | | |
| 10 | Re taxas de sangria | | |
| 11 | Taxas de operação | | |
| 12 | Duração da admissão | | |
| 13 | Taxas de pneumonia | | |
| 14 | Taxas de peritonite bacteriana espontânea | | |
| 15 | Infarto mesentérico | | |
| 16 | Derrame pleural | | |

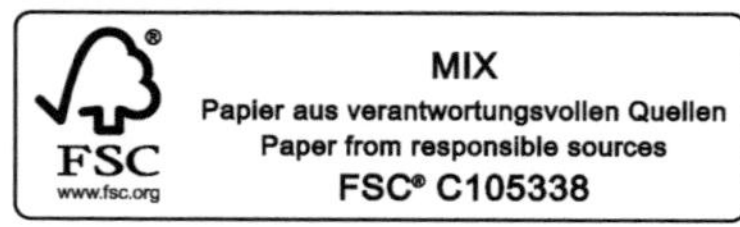


Printed by Books on Demand GmbH, Norderstedt / Germany